# INSTRUCTION MINISTÉRIELLE

## DU 30 MARS 1895

SUR

# L'HYGIÈNE DES HOMMES DE TROUPE

(Extrait du *Journal militaire*, 1er semestre 1895, n° 9.)

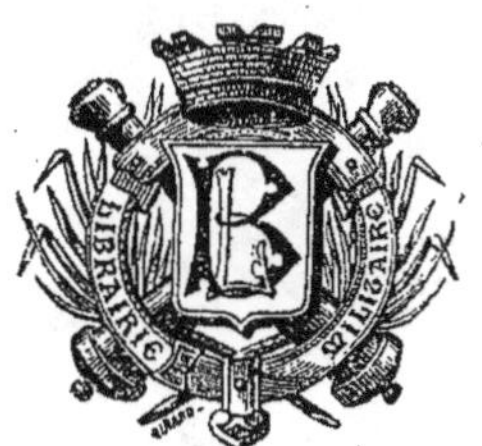

## PARIS

### LIBRAIRIE MILITAIRE DE L. BAUDOIN

IMPRIMEUR-ÉDITEUR

**30, Rue et Passage Dauphine, 30**

—

1895

# INSTRUCTION MINISTÉRIELLE

## DU 30 MARS 1895

SUR

# L'HYGIÈNE DES HOMMES DE TROUPE

(Extrait du *Journal militaire*, 1er semestre 1895, n° 9.)

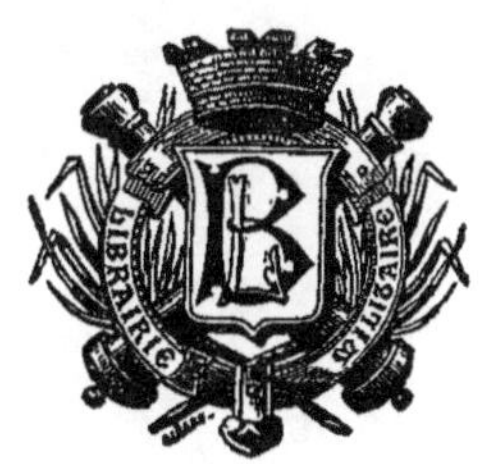

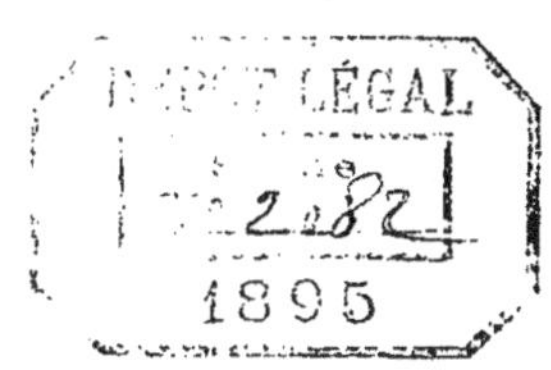



## PARIS

## LIBRAIRIE MILITAIRE DE L. BAUDOIN

IMPRIMEUR-ÉDITEUR

30, Rue et Passage Dauphine, 30

—

1895

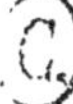

# NOTE MINISTÉRIELLE

DU 30 MARS 1895

AU SUJET DE LA

## NÉCESSITÉ DE L'INITIATIVE

POUR

## ASSURER LE MAINTIEN DE LA SANTÉ DES TROUPES

En temps de paix, la préoccupation constante de tout commandant de troupe, quel que soit son grade, doit être de ménager et de conserver intacte la santé de ses soldats.

D'un autre côté, il a le devoir d'entraîner progressivement ses hommes, d'en faire des soldats alertes et vigoureux, de les rendre aptes à supporter moralement et physiquement les fatigues et les privations de la guerre.

Mais l'entraînement, qui a pour but d'augmenter les forces de l'homme, ne doit jamais être poussé au point de les affaiblir par le surmenage.

Connaître le degré de résistance du soldat pour ne jamais aller au delà ; entretenir et développer ses forces par une série d'exercices variés et appropriés ; savoir le faire reposer à temps ; arrêter les efforts quand une circonstance par trop défavorable intervient, les reprendre dès qu'on le peut ; amener ainsi l'homme, sans secousse et presque à son insu, à son maximum de souplesse et de vigueur : tel est le rôle de l'officier. Il exige de l'activité, du caractère et surtout de l'initiative.

Les prescriptions des règlements, comme les ordres du haut commandement, indiquent les mesures à prendre, soit pour ménager la santé des hommes, soit pour atteindre certains résultats d'instruction à une époque déterminée ; mais ils ne peuvent tout prévoir. Ils doivent même s'abstenir de trop préciser, et laisser les moyens d'exécution à l'initiative des chefs de corps et des commandants d'unités qui, étant sur place, peuvent seuls parer à l'imprévu et régler le service en raison des circonstances locales telles qu'elles se présentent journellement.

Aux époques de froid rigoureux ou de chaleur excessive, par les très mauvais temps, en cas d'épidémie ou après des fatigues exceptionnelles, ces derniers n'hésiteront pas à suspendre ou à modifier la marche normale du service ou de l'instruction dans les limites rendues nécessaires par les circonstances, sauf à en rendre compte hiérarchiquement.

Les officiers de tous grades doivent chercher à prévenir les maladies ou à les empêcher de s'aggraver en signalant à temps les hommes qui donnent des signes d'indisposition ou de fatigue.

Ils ne perdront pas de vue que, dans une armée nationale où tous les enfants du pays sont appelés à servir sous les drapeaux, il est du devoir des officiers, plus encore que par le passé, d'entourer de soins le soldat malade et de remplacer la famille auprès de lui.

De leur côté, les médecins militaires redoubleront de précautions et de soins pour éviter que les malades échappent à leur attention. Dans le doute, il est préférable de mettre en observation ceux qui se déclarent indisposés, quitte à les faire suivre attentivement et à punir sévèrement ceux qui auraient cherché à tromper leur vigilance et à abuser de leur bonne foi.

La présente instruction sera insérée au *Journal officiel de la République française* et au *Bulletin officiel du Ministère de la guerre*.

Elle annule les circulaires des 1er avril 1890 et 21 mai 1893, relatives à l'exécution des marches pendant la période des chaleurs; du 31 décembre 1889, au sujet des épidémies de grippe; du 20 février 1890, au sujet de l'eau de boisson; du 14 janvier 1891, au sujet des mesures hygiéniques à prendre pendant la saison rigoureuse; du 8 juillet 1892, au sujet des mesures de désinfection; du 1er août 1893 et du 12 février 1895, au sujet de l'entretien des filtres Chamberland; du 18 juillet 1892, au sujet des mesures à prendre contre le choléra.

Les circulaires énumérées ci-dessus seront revisées et remplacées par une instruction unique sur les mesures d'hygiène à prendre en toutes circonstances. Cette instruction sera publiée au *Bulletin officiel* sous le timbre de la 7e direction.

Signé : G<sup>al</sup> ZURLINDEN.

# INSTRUCTION MINISTÉRIELLE

## DU 30 MARS 1895

### SUR

# L'HYGIÈNE DES HOMMES DE TROUPE

Le décret du 20 octobre 1892, sur le service intérieur des troupes, définit les prescriptions hygiéniques les plus essentielles pour la santé des hommes. Il a paru utile de les développer sur certains points par quelques recommandations particulières, qui font l'objet des dispositions suivantes :

### TENUE DES CHAMBRES.

#### (Art. 355 Inf., 346 Cav., 373 Art.)

Pour éviter de soulever et de remettre en mouvement dans l'atmosphère les poussières déposées sur les objets composant le mobilier des chambres, on essuiera ceux-ci avec un linge légèrement humide.

Dans le même but, on devra opérer avec précaution le balayage des planchers; s'ils sont coaltarisés, il suffira généralement d'y passer une serpillière légèrement mouillée pour les nettoyer; en tout cas, il faut se garder de les laver à grande eau : celle-ci, filtrant par les interstices, met en fermentation les poussières et détritus de toute espèce, accumulés dans les entrevous, et donne naissance à une odeur désagréable et malsaine. Quel que soit le procédé employé pour le nettoyage des planchers, il sera toujours avantageux de mélanger une petite quantité d'acide phénique à l'eau ou aux diverses substances dont on fera usage.

Les réfectoires seront installés de préférence au rez-de-chaussée et l'on veillera strictement à leur propreté; celle des tables sera l'objet d'un soin tout particulier; on évitera, à l'aide de toiles cirées ou par tout autre moyen, qu'elles présentent des fentes dans lesquelles s'accumuleraient les débris d'aliments.

Le blanchiment périodique des murailles intérieures est généralement insuffisant; il vaut mieux procéder à des blanchiments partiels exécutés au fur et à mesure des besoins.

Chaque unité administrative devra disposer du nombre de poêles reconnu nécessaire et fixé dans les conditions de l'article 14 du règlement du 19 janvier 1890, sur le service du chauffage.

Dans les grands froids, le général commandant le corps d'armée accordera, sur le fonds de réserve constitué pour le chauffage, conformément aux dispositions de la circulaire du 14 mars 1894 (5e Direction, 2e Bureau), les allocations supplémentaires de combustible dont il aura reconnu l'utilité.

On évitera de faire sécher du linge ou des effets mouillés à l'intérieur des chambres habitées par les hommes.

On ne placera dans les chambres que des crachoirs de grande dimension ; on les garnira de sable arrosé avec un liquide désinfectant ou antiseptique fourni par le service de santé.

Pendant les grands froids, les hommes tendent à séjourner dans les chambres pendant les heures que le service laisse libres. On devra, en conséquence, veiller strictement à l'hygiène de ces locaux, spécialement à leur aération diurne et nocturne, pour éviter les effets morbides du confinement.

Les congestions pulmonaires, cause la plus fréquente des morts rapides survenant en hiver, étant d'autant plus graves qu'elles viennent compliquer une affection préexistante, les hommes atteints de maladies des voies respiratoires (angines, laryngites, bronchites, points pleurétiques) devront être conduits d'office à la visite médicale. On agira de même à l'égard de ceux qui, au cours des exercices extérieurs, n'auraient pu réagir contre le froid.

Dans ces circonstances, il est sage de faire préparer dans chaque unité administrative, en quantité suffisante, une boisson chaude (thé ou café léger) que les hommes prendront dans les chambres, au retour de l'exercice, pour se réchauffer et se réconforter.

### COURS, CUISINES, CORPS DE GARDE, SALLES DE DISCIPLINE, LIEUX D'AISANCES.

#### (Art. 356 Inf., 347 Cav., 374 Art.)

L'huile lourde de houille, le sulfate de fer ou de cuivre, le crésyl, le lait de chaux ou toute autre substance dont l'efficacité aura été reconnue, pourront être employés à la désinfection des baquets de propreté des locaux disciplinaires et à celle des fosses d'aisances fixes. La quantité d'huile lourde de houille à déverser dans une fosse fixe doit pouvoir constituer, sur toute la surface, une couche d'un centimètre d'épaisseur environ, capable de s'opposer à l'action de l'air sur les matières fécales.

L'opération sera renouvelée dès que l'on constatera la réapparition de l'odeur fécale. En outre, on déversera chaque jour, dans les latrines, une solution de lait de chaux, de sulfate de fer ou de cuivre, ou de crésyl, afin de désinfecter les matières recouvertes par la couche d'huile lourde de houille.

Lorsqu'il sera fait usage de tinettes mobiles du système Goux, le service de semaine surveillera strictement l'exécution du cahier des charges en ce qui concerne la garniture de ces tinettes ; il les fera enlever dès qu'elles seront pleines.

Lorsque les tinettes mobiles ne sont point garnies d'un manchon intérieur formé de matières pulvérulentes, elles dégagent des émanations putrides et dangereuses ; il faudra veiller avec soin à leur désinfection. Si, notamment, elles sont garnies de tortillons de paille, procédé tout à fait insuffisant, on les désinfectera journellement avec l'une des substances indiquées plus haut, en évitant d'employer tout désinfectant susceptible d'attaquer le métal dont les tinettes sont formées.

En cas d'épidémie transmissible par les selles (fièvre typhoïde, dysenterie, choléra), le médecin chef propose d'urgence au chef de corps les mesures nécessaires pour la désinfection permanente des latrines.

Lorsque les latrines sont éloignées des bâtiments principaux, il faut soustraire les hommes aux dangers nombreux (pleurésie, pneumonie, bronchite, angine, grippe, rhumatisme, etc.) résultant du brusque passage d'une chambre chaude à l'air froid, et, par suite, pendant l'hiver, il est nécessaire d'installer dans les escaliers des tinettes ou des latrines de nuit.

En raison de la proximité des chambres, ces latrines doivent être l'objet d'une surveillance minutieuse au point de vue de la propreté des locaux et de la désinfection des tinettes.

En attendant qu'on ait pu doter les casernements de pavillons spéciaux pour les latrines de nuit, on disposera à chaque étage, dans les escaliers, des tinettes ou des baquets bien étanches permettant aux hommes d'uriner en cas de besoin pressant. Dès le réveil, ces récipients seront enlevés, désinfectés, et replacés seulement après l'appel du soir ; on déposera, à ce moment, dans chacun d'eux, quelques cristaux de sulfate de cuivre. Ils devront être isolés du sol, et leur emplacement sera imperméabilisé dans une large périphérie.

*Urinoirs*. — Les urinoirs seront, chaque jour, lavés à grande eau et brossés pour éviter tout dépôt de croûtes cristallines. Une zone d'un mètre en avant des urinoirs sera imperméabilisée, et on la nettoiera journellement avec soin.

### HABILLEMENT.

#### (Art. 357 Inf., 348 Cav., 375 Art.)

Le port des tricots, gilets de chasse, caleçons de laine, chemises et gilets de flanelle, est autorisé, surtout pour les hommes habitués à faire usage de ces effets avant leur incorporation.

La ceinture de flanelle roulée ou placée double autour du ventre et sur la peau, sans être serrée, est un préservatif excellent contre les coliques, les troubles digestifs et la dysenterie causés par le froid.

ALIMENTATION-BOISSONS.

(Art. 358 Inf., 349 Cav., 376 Art.)

La qualité de l'eau de boisson doit être l'une des préoccupations constantes du commandement et des médecins militaires.

Il appartient au commandant d'armes de s'entendre avec la municipalité pour être informé, en temps utile, de toute substitution éventuelle de l'eau de rivière à l'eau de source alimentant habituellement les casernes, afin que l'on puisse préserver les troupes de l'action nuisible de l'eau de rivière non filtrée, cause reconnue de la plupart des épidémies de fièvre typhoïde. Lorsque dans un casernement, il existe des eaux de provenance et de qualité différente (eau de source et eau de rivière, de puits ou de citerne), des écriteaux portant en gros caractères : « Eau bonne à boire » ou « Défense de boire cette eau », seront apposés sur les prises d'eau des infirmeries, cuisines, cantines, robinets isolés, lavabos, auges, réservoirs, puits, pompes, etc.

Toutes les fois que, même momentanément, l'arrivée de l'eau de boisson de bonne qualité sera interrompue, ou que les filtres ou appareils stérilisateurs ne pourront fonctionner, le médecin chef de service provoquera auprès du chef de corps des mesures en vue de faire prendre dans la ville, pour les besoins de la troupe, l'eau la moins défectueuse que l'on fera, en outre, bouillir avant de la distribuer aux hommes dans les réfectoires et dans les chambrées.

A cet effet, le service de santé constituera, au chef-lieu du corps d'armée et dans les hôpitaux régionaux, un dépôt d'appareils (bassines, réservoirs, cuillers, etc.), propres à faire bouillir l'eau, à l'emmagasiner pour la faire rafraîchir et à la distribuer entre les compagnies, escadrons ou batteries. Les percolateurs pourront être utilisés à cet usage.

Lorsqu'on devra faire bouillir l'eau de boisson, il sera alloué une ration de 2 grammes de thé par homme et par jour. Une réserve de cette substance sera entretenue à l'hôpital militaire destiné à approvisionner les corps de la région.

Dès l'annonce du retrait prochain de l'eau de bonne qualité ou, à défaut de cet avis, dès l'apparition dans la troupe, des premiers symptômes paraissant se rattacher à une cause de cette nature, le chef de corps, sur la proposition du médecin chef de service, demandera d'urgence au commandant du corps d'armée l'envoi immédiat des ustensiles destinés à l'ébullition de l'eau et l'allocation d'une ration de thé. Sur l'ordre de cet officier général, le directeur du service de santé régional fera parvenir au corps les ustensiles et la quantité de thé présumée nécessaire. En cas d'urgence, le corps achètera lui-même le thé indispensable aux besoins des trois ou quatre premiers jours. La dépense sera remboursée sur les fonds du service de santé. Le combustible sera prélevé par le corps sur sa ration fixe annuelle.

Il sera rendu compte au Ministre (7e Direction) de ces dispositions, de l'état sanitaire qui les a précédées, accompagnées ou suivies, et de la dépense qu'elles ont entraînée.

Lorsqu'un puits, une pompe ou une prise d'eau auront été condamnés par ordre supérieur, le balancier sera démonté, le puits sera hermétiquement fermé, le robinet entravé, de telle sorte qu'il soit complètement hors d'usage. Les prises d'eau ainsi condamnées ne seront rouvertes que sur l'ordre du commandant de corps d'armée, ou, par force majeure, en cas d'incendie.

Les médecins militaires sont personnellement responsables de la surveillance et du bon fonctionnement des filtres (1) et des accumulateurs (instructions ministérielles des 22 juillet 1889 et 24 mars 1892) ; ils surveilleront le nettoyage et la stérilisation périodique des bougies, proposeront au chef de corps les mesures pour les préserver de la gelée, constitueront une réserve de bougies, de rondelles et écrous de rechange, afin de faire procéder, sans délai, aux réparations nécessaires.

Chaque chambrée disposera d'un double jeu de cruches, l'un se remplissant aux filtres, l'autre à la disposition des hommes.

Ces récipients seront munis d'un couvercle pour préserver leur contenu des poussières de la chambre ; on les rincera chaque jour soigneusement avec de l'eau filtrée et chaque semaine avec de l'eau bouillante.

Lorsqu'on sera obligé d'aller chercher de l'eau à une source éloignée ou à une fontaine de la ville, un gradé surveillera le puisage de l'eau.

Le tonneau employé à cet usage devra, autant que possible, être en tôle et non en bois ; il sera nettoyé chaque jour avec soin et même, dans la saison chaude, après chaque voyage. Sans cette précaution les récipients s'infectent rapidement et souillent l'eau la plus pure. L'adjudant-major de semaine s'assurera de la ponctuelle exécution de cette mesure.

---

(1) NOTA. — On se reportera, pour le nettoyage et l'entretien des filtres, aux dispositions des instructions des 22 juillet 1889 et 24 mars 1892.

On a constaté quelquefois que, pour éviter que la fêlure ou la cassure d'une bougie ne soit décélée par l'excès de débit, les hommes chargés de l'entretien des filtres limitent l'écoulement en fermant presque complètement le robinet du filtre, ou en ne produisant qu'une pression insuffisante dans l'accumulateur.

Il faut éviter de garnir de filasse les robinets venant à avoir un jeu trop considérable, l'eau non filtrée pouvant, à travers cette substance, se rendre dans le récipient destiné à recueillir l'eau stérilisée. Il faut remplacer ces robinets et, en attendant, démonter le manchon pour mettre le filtre correspondant hors d'usage.

Il arrive souvent que les pompes des accumulateurs fonctionnent mal ; l'huile versée dans le cylindre attaque la surface des soupapes en caoutchouc, qui deviennent poissantes et adhèrent par suite aux parois du corps de pompe. La manœuvre du balancier devient très dure, et comme il faut longtemps pour obtenir la pression nécessaire, il arrive souvent qu'elle n'est pas atteinte et que l'eau des auges et des lavabos vient suppléer à l'insuffisance de l'eau filtrée.

Au moment du dégel, malgré les précautions prises contre la gelée, il faut examiner minutieusement chaque bougie.

### RECOMMANDATIONS SPÉCIALES POUR LES MARCHES ET LES MANŒUVRES.

(Art. 359 Inf., 350 Cav., 377 Art.)

Au cours des marches, l'excès de la chaleur, le froid rigoureux et prolongé, les pluies glaciales ou torrentielles ont une influence funeste sur les troupes et l'on devra s'efforcer de garantir les hommes contre leurs effets.

En général, pendant la saison chaude, il est sage de ne pas faire marcher une troupe d'infanterie (1) de 9 heures du matin à 3 heures du soir : pour les 13 premiers corps d'armée, du 15 juin au 1er septembre ; pour les 14e, 15e, 16e, 17e et 18e corps, du 1er juin au 10 septembre ; pour le 19e corps et la Tunisie, du 1er mai au 15 septembre.

Certaines circonstances atmosphériques résultant de l'altitude, des pluies, des orages, de la douceur exceptionnelle de la température peuvent cependant motiver ou même imposer une atténuation de cette règle. D'autres circonstances peuvent, au contraire, rendre nécessaire une augmentation des mesures de précaution. Les chefs de colonne, de corps ou de détachements, responsables de la santé des troupes sous leurs ordres, tiendront compte de ces circonstances et feront sans hésiter preuve d'initiative en se rapprochant, autant que la température le permet, des heures de départ les plus propres à assurer le repos et le sommeil des hommes, ou, au contraire, si les circonstances l'exigent, en avançant l'heure du départ, en coupant l'étape par une grand'halte ou un long repos, et même en provoquant à temps les ordres nécessaires pour raccourcir la marche.

Pendant les marches, lorsque la chaleur sera forte, on fera desserrer les rangs et marcher le plus possible sur les accotements des routes pour diminuer la poussière. On ralentira l'allure, tout en veillant à éviter les allongements, qui obligent de temps en temps la queue de la colonne à allonger le pas pour conserver sa distance.

Avant de partir, les hommes doivent remplir leurs petits bidons à la meilleure source de la localité.

Quand le commandant de la colonne jugera utile de faire renouveler la provision d'eau en cours de route, il enverra en avant un ou plusieurs officiers montés et quelques vélocipédistes pour faire préparer de l'eau, en quantité suffisante, dans les localités où la troupe doit s'arrêter pour cette opération.

Le maire et les habitants seront invités par eux à disposer sur les bords de la route des récipients en bon état de propreté

---

(1) Les troupes de cavalerie et d'artillerie, ne portant pas le sac, ne sont point dans les mêmes conditions physiques que l'infanterie et pourront prolonger la marche du matin jusqu'à 10 heures ; il est cependant prudent de ne le faire qu'exceptionnellement.

(baquets, tonneaux défoncés, seaux, cruches, arrosoirs, etc.), auxquels les hommes pourront remplir rapidement leurs bidons tout en restant en ordre de marche.

Pendant la route, on empêchera soigneusement les hommes de boire directement aux ruisseaux et fontaines.

On devra empêcher ou réprimer les excès alcooliques, qui rendent graves et même mortels les accidents dus à la chaleur ou au froid.

### TROUPES CAMPÉES OU BIVOUAQUÉES (OU CANTONNÉES).

(Art. 360 Inf., 351 Cav., 378 Art.)

En arrivant dans la localité où le corps dont il fait partie doit cantonner, l'officier commandant le campement s'informera auprès de la municipalité ou, à défaut, auprès des habitants que leur situation met le mieux en mesure de le renseigner, si des épidémies ou épizooties sévissent ou ont sévi récemment dans la commune.

Il s'enquerra de leur nature et de leur degré d'intensité; il se fera indiquer d'une manière précise les maisons et locaux contaminés, et vérifiera ou fera vérifier par les sous-officiers qui lui sont adjoints l'exactitude des renseignements recueillis. Il n'hésitera pas à distraire complètement de la répartition du cantonnement les locaux reconnus infectés ou même suspects, et fera apposer aussitôt à toutes leurs issues des inscriptions bien apparentes portant défense d'y laisser pénétrer, suivant le cas, les hommes ou les animaux appartenant à l'armée.

On ne devra tolérer, de la part des habitants, aucun mouvement ultérieur entre les écuries ou étables contaminées et celles encore indemnes affectées au cantonnement des animaux de l'armée.

Il sera bon, surtout lorsque le pays dans lequel on opère laisse à désirer au point de vue sanitaire, d'adjoindre au campement l'un des médecins du corps; il pourra ainsi préparer toutes les propositions que paraîtra comporter la situation.

Le chef de corps ou de détachement, d'après les renseignements recueillis par l'officier chef du campement, et, s'il y a lieu, par le médecin, fera indiquer très exactement à la troupe les meilleures fontaines, sources, pompes ou puits de la commune, ainsi que ceux qui sont suspects; ces derniers seront consignés rigoureusement, et un écriteau portant la mention « défense de boire cette eau » sera immédiatement placé près d'eux en évidence; on les fera, au besoin, garder par une sentinelle.

Il faut en général se méfier des puits et pompes placés dans le voisinage des fosses d'aisances, des mares de fermes et des amas de fumier; leur eau contient presque toujours le germe de la fièvre typhoïde ou celui de la dysenterie.

Au départ du cantonnement, on se gardera d'effacer les

inscriptions relatives aux locaux ou prises d'eau mises en interdit, et l'on devra inviter les habitants à les laisser subsister en vue de renseigner les troupes qui viendraient occuper successivement la localité ; de plus, on remettra au maire, sous pli fermé, une note détaillée contenant tous les renseignements recueillis, au cours du séjour fait dans la commune, sur la situation sanitaire au point de vue des hommes et des animaux. Cette note devra être demandée au maire par les corps qui se succéderont dans la localité, et lui être rendue lors du départ complétée, s'il y a lieu.

Pour l'établissement des feuillées et leur désinfection, on se conformera rigoureusement à la circulaire ministérielle du 22 août 1889.

La vie au bivouac exige des précautions très grandes ; il faut se garantir le mieux possible du froid et de l'humidité, et la nuit se tenir les pieds près du feu.

RECOMMANDATIONS A SUIVRE EN TEMPS D'ÉPIDÉMIE.

A) *Épidémie de grippe*. — Les mesures à prendre sont les suivantes : la durée des exercices en plein air, spécialement le matin, sera aussi courte que le permettront les nécessités de l'instruction ; ces exercices seront réglés de telle sorte que les périodes d'immobilité soient aussi peu prolongées que possible et que les hommes soient presque continuellement tenus en mouvement. Cependant un entraînement progressif et modéré est un des meilleurs moyens d'obtenir la résistance à l'influence épidémique.

Les exercices auront lieu, s'il est possible, dans des endroits clos et couverts (manèges, magasins, halles, etc.), déjà à l'usage des troupes ou momentanément mis à leur disposition par les municipalités.

Les postes et corvées devront être réduits au strict nécessaire. Les sentinelles seront relevées toutes les heures et devront porter leur manteau de guérite.

En dehors du quartier, les troupes à cheval devront avoir le manteau ; dans l'infanterie la veste sera toujours portée sous la capote.

En raison des complications abdominales, fréquentes dans la grippe, on fera usage de la ceinture de flanelle.

Si la maladie tend à se propager dans un corps de troupe, le général commandant le corps d'armée pourra, sur l'avis du directeur du service de santé, ordonner l'allocation temporaire d'une infusion légère de thé sucré (3 grammes de thé et 10 grammes de sucre par homme et par jour), à distribuer aux hommes matin et soir, dans l'intervalle des repas. Le combustible sera fourni par le corps.

La dépense sera remboursée au corps par le service de santé pour le thé et par le service de l'intendance pour le sucre.

Il sera rendu compte au Ministre (5° et 7° Directions) de ces allocations et des dépenses qu'elles auront occasionnées.

Des locaux d'isolement suffisants seront préparés dans chaque casernement pour recevoir en observation les malades légèrement atteints et soigner les convalescents, sans encombrer les infirmeries.

Ces locaux seront convenablement chauffés, le principal danger de la grippe venant de l'action pénétrante du froid sur les organes respiratoires déjà influencés.

Les médecins surveilleront très attentivement les malades atteints d'une affection même légère des voies respiratoires et ceux que leurs antécédents morbides et leur constitution organique signaleraient comme devant offrir moins de résistance à la maladie.

Toutes les précautions seront prises pour que les malades ne soient pas exposés à se refroidir pendant leur transport à l'hôpital.

On pourra, à titre exceptionnel, accorder des permissions dans les limites des exigences du service, surtout aux hommes faibles de constitution.

B) I. *Epidémie de choléra.* — Dès que le choléra s'est manifesté dans une ville ou aux environs d'une ville de garnison :

1° Faire bouillir l'eau de boisson dans tous les établissements militaires où la pureté de cette eau n'est pas garantie ; allouer à cet effet 2 grammes de thé par homme et par jour ; recommander instamment aux hommes d'éviter de boire en ville l'eau des puits, réservoirs, bornes-fontaines, etc., dont la pureté n'est pas certaine ; leur rappeler que l'eau de source, l'eau filtrée et l'eau bouillie méritent seules confiance ; les avertir expressément que les liqueurs alcooliques dites apéritives ou autres ne peuvent par elles-mêmes suffire à détruire les éléments nuisibles qui existent dans l'eau, et que l'eau mauvaise avec laquelle on les a mêlées reste aussi dangereuse qu'auparavant ;

2° Supprimer les distributions de lard et de biscuit, exclure de l'ordinaire les légumes aqueux, interdire aux cantiniers la vente de la charcuterie ;

3° Faire porter les ceintures de flanelle et rendre les officiers et sous-officiers responsables de l'exécution de cette prescription ; interdire le pantalon de coutil ;

4° Réduire à une heure la durée des factions ; supprimer, dans la mesure du possible, les permissions et les gardes de nuit ; ne faire aucun exercice avant le lever du soleil ;

5° Donner matelas et couvertures aux militaires punis de salle de police, de prison et cellule ;

6° Réduire la somme des exercices et fatigues ; supprimer tout travail, de 10 heures du matin à 2 heures de l'après-midi, dans la saison chaude ;

7° Surveiller rigoureusement, surtout au point de vue de leur régime, de l'eau qu'ils boivent et de leur habitation, les plantons, les ordonnances, les secrétaires d'état-major, sapeurs-pompiers, disséminés dans les petits postes et, en général, tous les militaires ne logeant pas ou ne vivant pas au quartier.

II. — Si la garnison elle-même est atteinte :

1° Appliquer strictement les prescriptions de la notice 7 du règlement du 25 novembre 1889 en ce qui concerne la désinfection des personnes et de tous objets ayant été en contact avec les cholériques ;

2° Veiller particulièrement à la destruction ou neutralisation immédiate des matières vomies et des selles ;

3° Prescrire aux officiers et sous-officiers de signaler immédiament au médecin les hommes souffrants ;

4° Envoyer sans retard à l'hôpital tout malade atteint de choléra ou de diarrhée suspecte ;

5° Assurer la rapidité de ce transport en tenant dans les principales casernes des voitures prêtes à être attelées à la première réquisition des médecins des corps de troupe occupant ces casernes ou les casernes voisines ;

6° Pendant le transport, entourer les malades de couvertures, chaufferettes, boules d'eau chaude, etc.;

7° Désinfecter ces voitures avant leur sortie de l'hôpital ;

8° Consacrer dans les hôpitaux un personnel particulier et des salles spéciales : 1° aux malades atteints de choléra et de cholérine confirmés ; 2° à ceux qui sont atteints de diarrhée suspecte.

Il y aura lieu également de se conformer exactement à la décision du 22 août 1889 sur l'établissement et la désinfection des feuillées, sauf toutefois en ce qui concerne les moyens de désinfection, qui ont été réglementés depuis cette époque par la notice n° 7 précitée.

Le commandement fera en outre connaître quels seraient les moyens supplémentaires d'hospitalisation et de secours qui pourraient être utilisés ou envoyés d'urgence, si la maladie menaçait de prendre de l'extension.

C) *Epidémie de typhus*. — La prophylaxie du typhus exige des mesures identiques à celles qui sont dirigées contre toutes les maladies contagieuses.

L'isolement des malades ou même celui des sujets qui ont été exposés à la contagion s'impose avec la plus excessive rigueur; il sera pratiqué dans des locaux spéciaux d'une propreté irréprochable et largement ventilés. La réunion de plusieurs malades, dans des salles qui ne réalisent pas ces conditions, crée le danger de l'hypertyphisation par la concentration des germes morbides, et augmente les chances de contagion à l'égard du personnel. Aussi la dissémination des malades sous des tentes ou des baraques (modèle du service de santé) est-elle le moyen le plus efficace d'arrêter la propagation d'une épidémie.

Dès son arrivée à l'hôpital ou à l'ambulance, le malade sera baigné ou tout au moins lavé soigneusement sur toute la surface du corps. Autant que possible, deux lits lui seront affectés. Il les occupera alternativement : à chaque changement de lit, la fourniture de celui qui est devenu vacant sera exposée à l'air libre.

Le personnel employé au traitement des typhiques ne communiquera pas avec les malades d'autres catégories ni avec le personnel des autres services. Les infirmiers seront pourvus de vêtements spéciaux qu'ils quitteront à la sortie des salles. Ils se laveront fréquemment la figure et les mains avec une solution antiseptique. Ceux qui ne seront pas de service ne devront pas séjourner dans les locaux réservés aux typhiques et encore moins y coucher. Tous prendront de jour ou de nuit le repos nécessaire et recevront une nourriture substantielle. Jamais ils ne devront pénétrer à jeun dans les salles de malades.

La paillasse des typhiques sera incinérée, les draps et les couvertures seront immergés dans une solution de sublimé et passés ensuite à l'étuve ; les matelas et les vêtements seront, suivant les cas, incinérés ou simplement soumis à l'action de la vapeur sous pression. Les malades eux-mêmes ne seront envoyés en congé de convalescence que lorsqu'il sera certain que leur état de guérison exclut toute chance de contagion ultérieure. Les personnes que d'impérieux devoirs n'appellent pas au milieu des typhiques ne seront pas admises à les visiter ou ne les approcheront que les fenêtres étant entièrement ouvertes.

A l'aération large et continue des chambres on ajoutera leur désinfection réitérée au moyen de fumigations sulfureuses ou de pulvérisations au bichlorure de mercure. L'agent typhogène étant très tenace, les murs des locaux qui ont abrité des malades seront désinfectés au soufre et au sublimé, puis grattés et blanchis ou tapissés à neuf. Les chambres resteront ensuite inoccupées plusieurs semaines, pendant lesquelles elles demeureront exposées aux courants d'air par l'ouverture des portes et fenêtres.

Au moment du licenciement de l'hôpital ou de l'ambulance des typhiques, les vêtements des infirmiers ainsi que le matériel d'hôpital seront soigneusement désinfectés. En outre, on maintiendra isolé, pendant une période de dix à douze jours, le personnel avant de lui faire rallier son poste ou de lui accorder des congés.

Toutes ces mesures, et spécialement celles relatives à la désinfection de la literie et de la chambre occupée par un homme atteint ou suspect, seront appliquées dans les corps de troupe.

La chambre elle-même sera immédiatement évacuée et ne pourra être réoccupée qu'autant que les prescriptions ci-dessus auront été rigoureusement observées.

# LIBRAIRIE L. BAUDOIN

### 30, rue Dauphine, Paris

# JOURNAL MILITAIRE

Renfermant l'analyse de toutes les Circulaires et Décisions
ministérielles; le texte « in extenso » des Lois, Décrets
et Règlements relatifs à la constitution, à l'organisation
et à l'administration de l'Armée, etc.

## 106ᵉ ANNÉE

### PRIX DE L'ABONNEMENT :

|  | Un an. | Six mois. |
|---|---|---|
| Paris et Province. . . . . . . . . . . . . . . | **10** fr. | **5** fr. |
| Étranger. . . . . . . . . . . . . . . . . . . | **15** fr. | **8** fr. |

## ABONNEMENTS POUR L'ANNÉE 1895

### AU

# JOURNAL DES SCIENCES MILITAIRES [1]

### Directeur : L. BAUDOIN

### 30, Rue et Passage Dauphine, à Paris

## 71ᵉ ANNÉE (1895)

### PRIX DE L'ABONNEMENT :

|  | Un an. | Six mois. |
|---|---|---|
| Pour la France . . . . . . . . . . . . . . . . | **35** fr. | **20** fr. |
| Pour l'Étranger (port simple). . . . . . . . | **40** » | **22** » |
| — (port double). . . . . . . . | **45** » | **24** » |

NOTA. — Les abonnements ne sont reçus que partant du premier jour de chaque semestre.

(1) Paraît le 15 de chaque mois en une livraison d'au moins 10 feuilles d'impression (160 pages), avec cartes, plans et dessins.
Les douze livraisons de l'année forment quatre volumes compacts d'environ 500 pages chacun.

Paris. — Imprimerie L. BAUDOIN, 2, rue Christine.